ote sur *une opération de pupille artificielle optique compliquée de l'extraction du cristallin*, par le docteur GEORGES CAMUSET.

Paris

Octobre 1871

NOTE

SUR UNE OPÉRATION

de

PUPILLE ARTIFICIELLE OPTIQUE

compliquée de l'extraction du cristallin

Par

GEORGES CAMUSET

Docteur en médecine de la Faculté de Paris,
Ancien chef de Clinique ophthalmologique.

PARIS

Octobre — MDCCCLXXI.

NOTE

Sur une Opération de Pupille Artificielle Optique
compliquée de l'extraction du Cristallin.

Depuis quelques années, l'attention du monde médical s'est beaucoup portée sur la pathologie du fond de l'œil, dont le cadre nosologique a pris un développement peut-être exagéré. Cependant la thérapeutique est restée ce qu'elle était avant la découverte de l'ophthalmoscope, et il est malheureusement certain que sa pénurie actuelle laisse souvent le praticien désarmé en présence des affections si fréquentes et si redoutables des membranes profondes.

Le traitement des maladies externes, que l'on pourrait nommer maladies *accessibles*, a été plus favorisé. Il s'est enrichi de plusieurs opérations nouvelles et efficaces.

En ce qui concerne le globe oculaire seul, leur nombre est assez restreint, et l'on n'en compte guère en dehors de la *cataracte* et de l'*iridectomie*. C'est du moins à ces deux grands types que sont venus se rattacher tous les procédés imparfaits des anciens oculistes et toutes les variétés nouvelles introduites par les ophthalmologistes modernes.

Pour ne parler que de l'iridectomie, le nombre des cas où elle est indiquée à juste titre s'est fort augmenté dès que sa puissance antiphlogistique a été reconnue. Mais son application la plus certaine et la plus nette sera toujours la *pupille artificielle optique*. Cette opération, dont le résultat pour le malade est souvent égal à celui de la cataracte, offre en général moins de difficultés et d'accidents. Il est pourtant des cas où elle ne laisse pas de se présenter dans des conditions périlleuses, et qui réclament du chirurgien autant d'attention pour l'établissement du diagnostic que de tact dans le manuel opératoire.

Tel est celui que je vais rapporter. Il s'agit d'une opération de pupille artificielle optique, compliquée de l'extraction du cristallin dégénéré.

Le 20 août 1870, on amène à ma consultation un jeune garçon de dix-sept ans, Louis VERGUET de Vernantois (Jura). Il est aveugle, et il offre toutes les particularités de l'aspect des aveugles-nés. Quoiqu'il appartienne à une famille de cultivateurs nombreuse et belle, et qu'il vive au grand air dans un pays très-salubre, il est pâle, un peu bouffi, moins grand qu'il ne devrait l'être relativement à la taille de ses frères. Ses mains sont délicates, et sa démarche, presque assurée, révèle une finesse de perception qui témoigne d'une cécité déjà fort ancienne.

A l'examen, je trouve que son *œil droit* est atrophié et réduit à un moignon volumineux où la place de la cornée est marquée par une tache grisâtre.

L'œil gauche est grand et la fente palpébrale largement ouverte; paupières et conjonctives parfaitement saines. La tension du globe est moyenne et les phosphènes complets. La cornée, de courbure normale, est le siége de trois ou quatre très-petites ulcérations grises, punctiformes, disséminées, et dont la plus volumineuse, au centre même de la cornée, offre à peine la dimension d'une petite tête d'épingle. D'ailleurs absolument atoniques, elles ne causent aucune gêne et ne provoquent aucune vascularisation.

La chambre antérieure (fig. 2, coupe suivant l'axe optique) agrandie par le retrait de l'iris, contient une

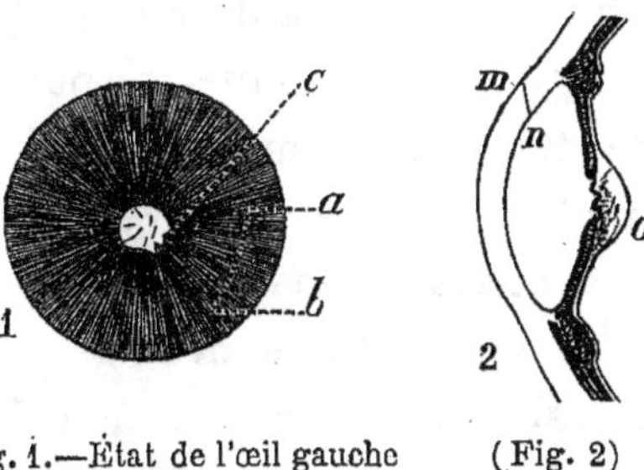

(Fig. 1.—État de l'œil gauche avant l'opération.)   (Fig. 2)

humeur aqueuse limpide. L'iris, très-caractéristique, a la couleur brun-orangé clair qu'il revêt souvent lorsque, primitivement brun-foncé, il a été le siége d'une inflammation prolongée qui a détruit le pigment de sa couche vasculaire. Il est infundibuliforme et adhérent, par son bord pupillaire tout entier, à la cristalloïde antérieure. La pupille est presque atrésiée, arrondie du côté interne, irrégulière du côté opposé (c, fig. 1. Inutile d'ajouter qu'elle est immobile. Son ouverture

laisse voir une tache blanche, mamelonnée, formée
par la face antérieure du cristallin cataracté et atrophié.

Le père du jeune Verguet me raconte qu'à l'âge de
deux ans et demi, jouant avec un couteau pointu, son
fils est tombé et s'est crevé l'œil droit. Pendant les lon-
gues semaines durant lesquelles l'œil s'est atrophié à
la suite de la blessure, qui intéressait certainement le
plexus ciliaire, il s'est déclaré dans l'œil gauche une
ophthalmie sympathique qui a passé inaperçue pour
les parents, eu égard à la marche habituellement insi-
dieuse de cette affection, et à l'âge du petit blessé, in-
capable de s'en plaindre. Au bout de quelques mois,
la famille remarqua cependant que les allures de l'enfant se modifiaient d'une manière inquiétante, et un
médecin, consulté à cette époque, ne put que constater une cécité désormais complète.

Louis Verguet a conservé le souvenir de son temps
de clairvoyance, et ses réponses le démontrent, aussi
bien qu'elles témoignent d'une intelligence très-aigui-
sée par les nécessités de sa position actuelle.

Préoccupé de l'avenir de son enfant, M. Verguet
père l'avait conduit dans ces dernières années vers
plusieurs spécialistes justement estimés, à Paris, à
Lyon, à Lausanne. Soit conviction de ne pouvoir être
utile, soit crainte qu'une intervention chirurgicale ne
vînt confirmer et rendre incurable la cécité du jeune
homme, soit enfin après avoir considéré tout ce qu'une
opération sur un œil aussi profondément altéré offrait
de difficultés et de chances contraires pour l'opérateur,
aucun de ces messieurs ne crut devoir la tenter, et le
père, persuadé qu'il ne lui restait plus d'espoir, venait

me demander simplement quel *métier d'aveugle* il pourrait bien faire apprendre à son fils.

Aussi ne dissimula-t-il pas son étonnement quand, après avoir examiné le jeune homme, je lui dis qu'au moyen d'une opération il était possible de lui rendre une vision notable, et en tous cas assurément préférable à son état actuel. Que si le succès ne répondait point à mon attente, la position de son fils n'en serait pas modifiée d'une manière fâcheuse, puisqu'il était condamné par les hommes les plus experts à une cécité perpétuelle.

Après quelques jours d'hésitation, et sur les instances du jeune Louis, auquel mes paroles avaient donné une confiance et un espoir trop grands peut-être, mais précieux pour la bonne conduite de l'opération, je la pratiquai à l'hôtellerie où la famille était descendue, en présence et avec l'aide de M. le docteur Guichard.

Opération. — Le malade est déshabillé et couché, non endormi, sur le lit où il doit passer les premiers jours. Les paupières étant écartées par le blépharostat à ressort, je fixe l'œil en saisissant la conjonctive bulbaire interne avec la pince de von Graefe. Puis, au moyen du couteau lancéolaire courbé, tenu parallèlement au plan de l'iris, je fais à la cornée, du côté externe, une ponction de 5 millimètres de long, à 2 millimètres de l'anneau périkératique (*a b*, fig. 1. et *m n*, fig. 2). Un jet d'humeur aqueuse s'échappe. A travers la plaie de ponction, j'introduis une pince fine à iridectomie et je vais saisir l'iris à son insertion pupillaire sur la cristalloïde antérieure ; par un petit mouvement brusque, je le détache et l'attire au dehors où on le coupe au ras de la plaie sans qu'il donne une goutte de sang.

A ce moment, je remarque une issue rapide du corps vitré qui, semblable à de l'eau légèrement gommée, coule le long de la joue du patient et imprégne déjà l'oreiller. Il me reste pourtant encore le cristallin à extraire.

Sans perdre une seconde, j'introduis de nouveau ma pince dans le globe de l'œil ; je saisis, heureusement sans tâtonner, le cristallin qui a basculé profondément dans l'humeur vitrée, je le détache de ses adhérences avec la partie interne du bord pupillaire iridien et je l'amène tout entier au dehors.

Il était temps. Les trois-quarts du corps vitré s'étaient déjà écoulés, et le globe de l'œil, au bout de ma pince à fixer, ressemblait, au dire d'un assistant, à la peau d'un grain de raisin mangé. J'enlève la pince et le blépharostat ; les paupières s'affaissent dans l'orbite.

Après un pansement très-simple, au moyen d'une seule bandelette de taffetas, j'interroge le patient, dont l'attitude a été parfaite pendant comme après. L'opération, me dit-il, a été très-peu douloureuse. Après l'iridectomie, il a eu le sentiment d'une mer lumineuse. Mais il ne signale pas ces photopsies rapides et intenses qui caractérisent le décollement ou l'hémorrhagie de la rétine, si fréquente après l'évacuation du corps vitré.

Quelque douteuse que paraisse à mon confrère et

aux assistants l'issue de l'opération, je conserve cependant un bon espoir, basé sur l'état probable d'intégrité des rapports entre les membranes profondes, et sur l'activité avec laquelle se reproduit l'humeur aqueuse dans un œil excité par un traumatisme.

Le lendemain, moins de vingt-quatre heures après l'opération, je trouve mon malade dans des conditions excellentes. Il n'a pas dormi, mais il a gardé une immobilité absolue, au point même de se passer, pour éviter tout mouvement, de l'urinal qu'on lui a proposé. Il n'a pas souffert et n'accuse que deux ou trois photopsies très-faibles. Après avoir levé la bandelette, détrempée avec de l'eau tiède, et avant d'entr'ouvrir les paupières, je constate avec satisfaction qu'elles ont repris une forme bombée. Il y a donc tout lieu d'espérer que l'œil s'est rempli par une hypersécrétion d'humeur aqueuse. C'est, en effet, ce qui s'est passé, et d'une manière complète. La plaie de ponction même, qui est déjà cicatrisée, semble céder sous une pression intrà-oculaire exagérée. La conjonctive bulbaire est vascularisée finement. La pupille nouvelle est parfaitement nette et noire ; elle offre déjà l'aspect qu'elle a conservé depuis. On y remarque, à la partie interne, un vestige blanchâtre dc faussemembrane, en forme de croissant très-étroit (f fig 3). Les ulcérations ponctuées de la cornée ont presque disparu, sous l'influence de l'afflux sanguin.

L'opéré accuse une sensation vive et pénible de la lumière, que je lui ménage du reste avec prudence au moment de mon examen.

Pendant ce jour et les deux suivants, nourriture
légère et facile à mâcher; compresses fraîches main-
tenues sur l'œil. Le quatrième jour, le jeune homme
se lève et retourne en voiture à la campagne. Je lui

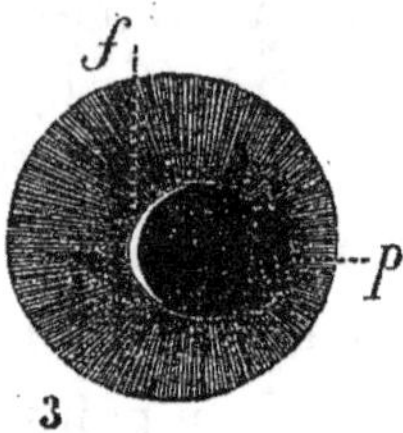

(fig. 3. — Etat de l'œil gauche après l'opération. —*p*, pupille nouvelle).

ai prescrit le bandeau de soie noire qu'il porte pendant deux semaines encore. Puis il prend des con-
serves à grilles avec un verre neutre enfumé foncé,
et peu à peu son œil, privé pendant quinze ans de la
lumière, la revoit sans douleur, et sans fatigue. Dès la
fin de septembre je lui faisais porter, après un essai
de son acuité visuelle, des verres à cataracte n° 3 po-
sitif, et mon jeune malade comptait les doigts, les
grosses lettres, discernait les couleurs. Je ne saurais
peindre son étonnement joyeux à chaque découverte
nouvelle qu'il faisait dans le monde où jusqu'alors il
avait vécu en étranger, en aveugle, reconnaissant par
la vue les objets qu'il discernait naguère au toucher.

Il ne faudrait pas croire, cependant, que sa vision
fût tout d'un coup devenue parfaite. Une rétine d'enfant au berceau, à peine formée pour la perception du
monde extérieur et brusquement plongée dans une
obscurité où elle a demeuré quinze ans, n'offre
pas à l'impression lumineuse, quand elle lui est rendue, une sensibilité aussi exquise que celle d'un

homme déjà fait, voilée pendant deux ou trois ans par une cataracte ou un leucôme adhérent considérable. Si donc, après une opération dans les conditions ordinaires, il n'est pas rare de rencontrer un peu d'amblyopie, d'anesthésie rétinienne que dissipe un exercice prolongé de stimulation à l'aide des verres convexes, on doit être bien moins surpris dans un cas tel que celui qui nous occupe, de se trouver en présence d'une éducation rétinienne à refaire, compliquée par la nécessité de remplacer le cristallin absent et l'accommodation désormais impossible.

Mon jeune opéré a accompli sur lui-même avec beaucoup d'intelligence, cette tâche délicate. Je lui ai confié une série de verres positifs, depuis 2 jusqu'à 5, les uns blancs, les autres légèrement enfumés pour atténuer l'impression du soleil et de la neige, cet hiver. Sur mes indications, il s'est exercé pendant une heure chaque jour à regarder de près les petits objets avec le verre + 2 ; le reste du temps, il portait un verre neutre enfumé. Dès le mois de janvier dernier il a porté constamment un verre légèrement bleuté + 3. Peu à peu, la perception gagnait en netteté et aujourd'hui, avec le n° + 5 blanc, sa vue suffit à toutes les exigences de la vie agricole, et il sera bientôt à même d'apprendre à lire.

J'ai rapporté cette observation pour plusieurs motifs qui la rendent, à mon avis, intéressante ; d'abord, à cause du succès obtenu dans un cas jugé désespéré par plusieurs chirurgiens, succès dont les éléments sont bons à connaître ; puis à cause du rôle très-actif qu'a joué l'humeur aqueuse, rôle sur lequel je reviendrai tout à l'heure.

Ce qui m'avait conduit à agir, c'est l'inspection attentive de l'état anatomique de l'œil. J'étais en présence d'un organe profondément dénaturé. Qu'en restait-il de bon et comment ce reste allait-il fonctionner après l'opération ?

Le traumatisme qui avait provoqué l'atrophie de l'œil droit, ainsi qu'il en arrive souvent à la suite des blessures par instruments tranchants, avait intéressé dans une plaie linéaire de la sclérotique une hernie de la choroïde et du corps ciliaire. Or, pendant le processus atrophique, la cicatrisation de cette plaie avait compris dans un tissu inodulaire serré quelques éléments du plexus nerveux. Le pincement prolongé de ces filets et l'irritation sympathique consécutive avaient déterminé dans l'œil gauche l'*irido-cyclite* dont j'examinai les traces. Or, l'irido-cyclite sympathique peut revêtir deux formes. Dans la forme *hyperplastique* ou proliférante, il se développe sur la face uvéale de l'iris, puis dans les procès ciliaires, une néoplasie pseudo-membraneuse qui ne tarde pas à produire un synéchie postérieure totale. Après avoir subi une augmentation momentanée, la pression intra-oculaire diminue et le globe se ramollit. La chambre antérieure se rétrécit et l'humeur aqueuse, dont la déperdition physiologique n'est plus compensée par l'afflux du sang artériel qui circule avec peine dans les procès ciliaires, disparaît graduellement. L'iris, retenu par son bord pupillaire, bombe vers sa partie moyenne ; on pourrait le comparer à la portion caudale d'un melon cantalou ; il est décoloré, grisâtre, à fibres dissociées, et sa consistance, diminuée d'abord, devient à la longue, comme Critchett l'a remarqué, semblable à du parchemin. Le corps vitré, en état de synchisis, se remplit de flocons dus à la choroïde. Des photopsies fréquentes dénotent en même temps les graves désordres qui atteignent la rétine. On peut affirmer que cette forme de la maladie, si elle n'est pas prise au début, est au-dessus des ressources de l'art.

Dans la forme *hypercrinique* ou sécrétante, le début est celui de l'iritis séreuse (aquo-capsulite des anciens auteurs). L'iris revêt cette nuance veloutée qui en diminue l'éclat normal et a fait dire qu'il semblait qu'on le vît à travers une légère fumée. La chambre antérieure augmente, et souvent la membrane de Demours présente des décollements disséminés microscopiques (kératite ponctuée.). La tension intra-oculaire s'exagère sous l'influence de l'irritation sympathique des vaso-moteurs, qui se propage par l'intermédiaire de la racine grise du ganglion ophthalmique. Le fonctionnement plus actif des procès ciliaires, chargés de la nutrition du corps vitré, transforme bientôt ce milieu en une masse diffluente, sans qu'il présente cependant ces flocons dont l'existence coïncide presque toujours avec un état pathologique de la choroïde. La nutrition du cristallin se ralentit à son tour, et tantôt il reste transparent en prenant une consistance gélatineuse, tantôt il offre tous les symptômes d'une cataracte molle à marche régressive. On peut dire que cette variété de l'irido-

cyclite a pour caractère saillant un trouble de l'innervation vaso-motrice. Je pense toutefois qu'elle finirait
par provoquer, comme l'autre, une désorganisation
irrémédiable de l'œil, mais dans un temps beaucoup
plus long, et surtout en admettant la persistance de
la cause occasionnelle. C'est ce qui fût arrivé ici, par
exemple, si l'œil droit, au lieu d'avoir été le siége d'un
traumatisme franc, ayant amené rapidement l'atrophie, eût été blessé par un corps étranger qui aurait
séjourné indéfiniment dans les procès ciliaires ou les
membranes profondes. On remarque souvent cette
terminaison funeste après des blessures par éclats de
capsules, de pierres, etc.

Ici, évidemment, je me trouvais en présence de la
seconde forme d'irido-cyclite que je viens de décrire,
et je pouvais constater que la maladie s'était enrayée
d'elle-même au milieu de son cours, au moment où
l'œil blessé avait fini de s'atrophier. Elle avait laissé
de graves désordres, il est vrai, et de nature à rendre
prudent l'opérateur le plus hardi; mais il restait cependant une *cornée* à peu près saine, une *rétine* intacte
ainsi que me le démontrait l'épreuve des phosphènes.
La consistance normale du globe me poussait à croire
que les procès ciliaires avaient conservé quelque vitalité, et si la chambre antérieure était notoirement
agrandie, j'en trouvais l'explication dans l'état régressif de la lentille.

Je pouvais craindre aussi ce qui se présente si souvent dans l'iridectomie dirigée contre l'irido-cyclite :
un iris friable, qu'on ne peut saisir entre les mors de
la pince et qui se déchire en donnant une abondance

de sang; des pseudo-membranes, à la production des-
quelles le traumatisme de l'opération semble donner
une nouvelle activité ; et cette entrave eût été la plus
sérieuse de toutes, car mon but n'était pas d'arrêter
par l'iridectomie une affection sympathique depuis
longtemps éteinte, mais tout simplement de pratiquer
une *pupille artificielle optique* rendue centrale par
l'extraction du cristallin.

La date déjà ancienne de la maladie me dégageait
de cette appréhension, aussi bien que l'aspect de l'iris.
Il était mort, réduit à son stroma ; les fibres muscu-
laires et nerveuses étaient atrophiées, et si bien, que
le patient ne ressentit aucune douleur de l'iridorhexis,
ordinairement si pénible, et que l'excision ne fit naître
aucune trace de sang.

Le cristallin extrait (*o* fig. 2) avait le quart de son
volume habituel. Il était de couleur blanche crayeuse,
formé de petits cristaux agglomérés, d'une dureté de
pierre et criant sous la pince. Comme je savais devoir
le rencontrer ainsi, j'avais mesuré mon incision à sa
dimension probable en ne lui donnant que 5 millimètres environ, quitte à l'agrandir ensuite si mon
calcul ne se fût pas trouvé exact. La petite dimension
de la plaie, réunie dès les premières heures, a été pour
beaucoup dans le résultat définitif.

Relativement à l'*humeur aqueuse*, cette observation
vient confirmer l'opinion des anatomistes modernes
qui refusent à l'iris toute participation à la sécrétion
de cette humeur, pour l'attribuer exclusivement aux
procès ciliaires. Ces organes reçoivent leur sang du
grand cercle artériel de l'iris ; il faut donc admettre

que, dans le cas actuel, ce vaisseau aurait échappé à l'atrophie des vaisseaux propres de l'iris et du petit cercle.

Nous avons vu comment, dès le lendemain de l'opération, la coque de l'œil, presque vidée, avait recouvré et conservé sa tension normale, sans accident inflammatoire. Ce phénomène se produit fréquemment lorsque la communication est établie entre la chambre antérieure et le corps vitré par la destruction des cristalloïdes. On dirait que l'humeur aqueuse est prédestinée par la nature à fournir le complément de la pression intra-oculaire dans le cas d'évacuation partielle du vitréum. L'indice de réfraction des deux milieux est à peu près le même (1.336 — H.aq —— 1.339 — H.V) ; la production de l'humeur aqueuse, quoique rapide, n'est jamais désordonnée au point de compromettre les cicatrices récentes. Enfin, elle a joué dans cette guérison un tel rôle que l'on devra désormais évaluer sérieusement, dans les cas de même nature, l'élément de succès, basé sur sa prompte et efficace régénération.

Paris. Octobre 1871.

A. Parent, imprimeur de la Faculté de Médecine, rue M.-le-Prince, 31.